CONSEQUENCES CLINIQUES

DE LA

DESHYDRATATION DU SANG

PAR

Paul BERDINEL,

Docteur en médecine de la Faculté de Paris,
Ancien interne en médecine et en chirurgie des hôpitaux de Paris,
Laureat de l'École de médecine de Toulouse (1er prix 1869),
Membre de la Societé d'anthropologie de Paris,
de la Societé clinique
et de la Société anatomique.

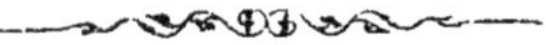

PARIS

P. ASSELIN LIBRAIRE-ÉDITEUR

Place de l'Ecole-de-Médecine.

1878

CONSÉQUENCES CLINIQUES

DE LA

DESHYDRATATION DU SANG

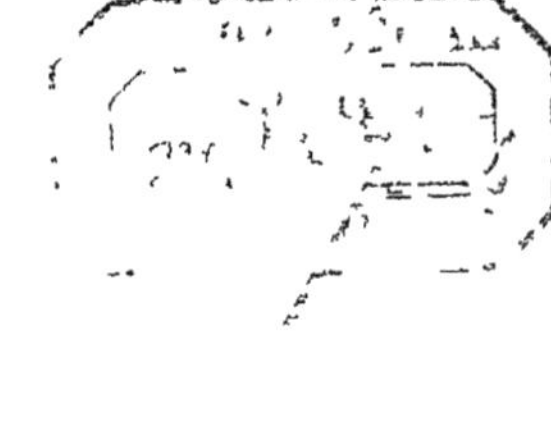

CONSEQUENCES CLINIQUES

DE LA

DÉSHYDRATATION DU SANG

PAR

Paul BERDINEL,

Docteur en médecine de la Faculté de Paris,
Ancien interne en médecine et en chirurgie des hôpitaux de Paris,
Lauréat de l'École de médecine de Toulouse (1er prix 1869),
Membre de la Société d'authropologie de Paris,
de la Société clinique
et de la Société anatomique.

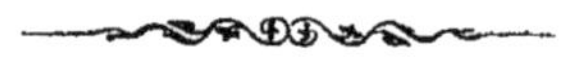

PARIS

P. ASSELIN LIBRAIRE-EDITEUR

Place de l'Ecole-de-Médecine.

1878

CONSÉQUENCES CLINIQUES

DE LA

DESHYDRATATION DU SANG

> Le milieu intérieur doit être humide, et s'il descend au-dessous d'un certain degré de liquidité, la vie s'arrête. Ceci se conçoit, car l'eau est la condition des actions chimiques, et les fonctions chimiques sont à leur tour indispensables à l'accomplissement des phénomènes de la vie. (CL. BERNARD, *Leçons sur la chaleur animale.*)

INTRODUCTION.

Les globules rouges et blancs, les sels du sérum, les matières extractives du sang ont successivement attiré l'attention des physiologistes et des chimistes: les travaux de laboratoire, les analyses rigoureuses abondent, et chaque jour marque un progrès nouveau dans cette étude délicate.

Mais le véhicule, l'intermédiaire nécessaire de toutes les actions chimiques qui se passent dans le sang et dans les tissus, l'eau semble avoir été négligée jusqu'à ce jour. Il est hors de doute cependant qu'un liquide qui entre dans la composition du sang dans l'énorme proportion de 800 pour 1000 environ, doit jouer un rôle des plus importants, et que ses variations doivent se traduire par des modifications sensibles dans l'économie.

Il y aurait donc un intérêt considérable à faire une étude complète de cet élément, de ses variations, de leurs conséquences en physiologie et en clinique. Le sujet est vaste, plus qu'il ne semble au premier abord.

Etablir par des documents et par une série d'analyses nouvelles la proportion exacte de l'eau dans le sang humain à l'état normal ; — étendre cette recherche à tout ou partie de la série animale ; — étudier ensuite les variations quantitatives suivant l'âge, le sexe, l'alimentation ; — déterminer ainsi les limites de l'oscillation physiologique ; — puis, s'aidant de données cliniques, d'expériences de laboratoire, rechercher quels sont le minimum et le maximum d'hydratation compatibles avec le parfait fonctionnement des organes et avec la vie ; voilà une première partie de la tâche.

Ces données théoriques une fois établies, il faudrait étudier leurs applications : la soif, les sécrétions, les résorptions, l'emploi thérapeutique des spoliations aqueuses dans le traitement des épanchements, l'influence des grands flux séreux sur les sérosités normales et pathologiques, etc., etc., autant de chapitres à faire, autant de notions éparses en mille lieux, à condenser et à présenter d'une façon didactique, rattachées par un lieu commun ;

en un mot à la suite d'un *traité de l'eau du sang*, un *traité de la résorption*, qui en serait le corollaire.

Un travail de si longue haleine dépassait les bornes d'une thèse et aurait demandé du reste une plume plus exercée que la nôtre ; aussi après avoir constaté notre insuffisance en présence d'une œuvre aussi considérable, nous avons dû nous borner à traiter seulement une petite partie du sujet.

Laissant de côté tout ce qui est physiologie pure, tout ce qui est analyse chimique, nous nous sommes contenté de rassembler des faits connus, vulgaires même pour la plupart, et de les grouper, de les rapprocher pour montrer le principe commun dont ils sont les conséquences.

Nous avons aussi négligé à dessein les faits bien connus de balancement entre les diverses sécrétions. Tant que l'on reste dans les limites de l'état physiologique, cette suppléance des divers émunctoires est un fait acquis sur lequel il reste peu de chose à dire. Nous ne nous sommes occupé que des perturbations pathologiques assez graves, pour amener la suppression d'une ou de plusieurs sécrétions.

Mais dans ces limites restreintes même nous n'avons pas la prétention d'être complet. On pourra nous reprocher l'insuffisance des recherches bibliographiques, quelques paragraphes où l'induction tient plus de place que l'expérimentation ou la clinique…, des circonstances très-impérieuses ne nous ont pas permis de donner à ce travail tout le développement que nous aurions voulu ; notre seule ambition est de fournir quelques matériaux à une œuvre plus complète qui reste tout entière à écrire.

Ces réserves faites, voici le programme que nous nous sommes efforcé de remplir :

Dans un premier chapitre, étudier l'influence des grandes pertes aqueuses, qui accompagnent certaines maladies, sur les liquides normaux de l'organisme et la sérosité des grandes cavités viscérales.

Dans le chapitre second, consacré aux épanchements pathologiques, étudier leur diminution ou leur résorption complète sous l'influence de pertes séreuses abondantes, celles-ci étant dues soit à une affection intercurrente, soit à une intervention thérapeutique.

Enfin, dans un dernier chapitre, montrer quels rapports intimes rattachent certaines particularités de l'histoire des épanchements aux variations de l'eau du sang.

CHAPITRE PREMIER.

Le nombre des affections caractérisées par des flux séreux très-abondants est relativement restreint. Diarrhées, polyuries, sialorrhées, suettes, voilà à peu près tout. Dans la plupart de ces maladies, l'état général du patient n'est pas assez grave pour l'empêcher de réparer au fur et à mesure sa perte d'eau, et les phénomènes de déshydratation sans cesse imminents, ne peuvent arriver à se produire. C'est donc en vain que nous chercherions dans leur histoire des exemples de pertes non compensées et donnant lieu à des accidents : l'équilibre se maintient à peu près grâce à la soif impérieuse du malade.

Cette *soif* est le premier effet de la perte aqueuse, et le plus constant. Il est d'observation vulgaire que la sueur, la moindre diarrhée suffisent à produire, même chez l'homme sain, cet appel d'eau qui caractérise la soif. Si la sensation de sécheresse des muqueuses est pour beaucoup dans la production et surtout dans la localisation de ce besoin, il est hors de doute (et les expériences des physiologistes en font foi) qu'on l'éprouve encore après la section des filets sensitifs des muqueuses, et qu'il est l'expression synthétique du besoin de toute l'économie.

Si dans les cas ordinaires la perte de liquide n'est qu'un peu plus considérable que l'absorption, le déficit reste à peine marqué, et le peu de durée de la déperdition s'oppose à la production d'accidents graves.

Dans le choléra au contraire, nous nous trouvons en présence d'une déperdition énorme de sérosité se faisant par la muqueuse digestive tout entière ; en outre l'absorption de l'eau, contrariée par le phénomène vomissement au début, se trouve plus tard incompatible avec l'état de prostration du cholérique: tout ici concourt donc à produire l'asséchement de l'économie, et c'est dans ces cas que nous trouverons un tableau complet des effets des pertes aqueuses.

La plupart des faits que nous allons relater sont empruntés aux épidémies antérieures ; car nous n'avons heureusement pas eu l'occasion de nous procurer sur ce sujet des observations personnelles.

Que trouvons-nous dès les premières lignes de toutes les descriptions du choléra ? D'abord *la soif*. Tous les observateurs ont noté l'intensité de ce phénomène ; il a frappé les premiers auteurs qui ont écrit sur ce sujet ; les relations modernes, sans insister sur un fait connu, n'ont garde de l'oublier dans le tableau clinique.

Mais le mal continue son œuvre, les symptômes s'aggravent, et nous assistons presque immédiatement à la suppression d'une des fonctions qui empruntent le plus d'eau à l'économie, l'urination, D'abord ce sont des urines rares et chargées, le sang déjà appauvri pouvant à peine fournir l'eau nécessaire à la dissolution des sels de l'urine ; la quantité diminue peu à peu, enfin dans les cas graves, la fonction se supprime entièrement.

« La circonstance qui influe le plus sur la quantité de liquide éliminé par les voies urinaires, est la proportion d'eau dont l'organisme se trouve chargé. Ainsi chez les animaux qui ne boivent que peu ou point, le reptile par exemple, la quantité de liquide excrété par l'appareil urinaire est très-faible. D'un autre côté, chacun sait par son expérience journalière combien l'influence de l'ingestion des boissons dans l'estomac est grande sur la rapidité avec laquelle la sécrétion urinaire s'accomplit. » (*Milne-Edwards*).

Ces lignes peuvent parfaitement s'appliquer au cholérique ; il est, en effet, comme s'il ne buvait plus, et ce n'est qu'à la période de réaction que l'on voit la fonction urinaire se rétablir. A ce moment, les évacuations séreuses sont supprimées ou tout au moins diminuées, l'ingestion de l'eau devient possible et les urines reparaissent, restant en parfaite relation comme quantité avec la reconstitution plus ou moins rapide du sérum.

La sécrétion urinaire étant une des plus abondantes et des plus aqueuses, est une des premières à ressentir les effets de la maladie, et en même temps celle dont les perturbations sont le plus facilement appréciables. Mais pour être moins altérées, les autres sécrétions n'en subissent pas moins la même influence.

Nous n'avons pas trouvé dans nos recherches de mention spéciale de la sécrétion salivaire, non plus que de la secrétion lacrymale. L'induction seule autoriserait à les ranger sous la loi commune.

Le foie se trouve entraîné par sa position et par ses relations physiologiques dans la sphère d'influence de l'intestin ; l'étude de la sécrétion biliaire dans le choléra n'offrirait donc au point de vue spécial qui nous occupe qu'un médiocre intérêt ; nous n'en parlerons pas, non plus que de la sécrétion gastrique soumise aux mêmes influences.

La sécrétion de la sueur est profondément altérée. Toutes les relations notent la sécheresse de la peau pendant la période algide. Les détritus épithéliaux à peine agglutinés par un peu de liquide, forment cet enduit visqueux qui se retrouve chez les cholériques dans toutes les régions du corps.

La diaphorèse et le rétablissement des fonctions cutanées ne se montrent qu'à la période de réaction alors que les conditions de spoliation aqueuse ont disparu.

L'état de la sécrétion lactée a été remarqué dans certains cas. Tourrette (1) a noté sa suppression dans plusieurs observations ; dans ces cas, le lait reparaissait en même temps que les urines, c'est-à-dire dès que, l'attaque cholérique étant finie, l'eau revenait en quantité suffisante dans le sang

Les auteurs du *Compendium de médecine pratique* ont aussi consigné ce fait dans le tableau clinique de l'attaque de choléra. Ils ont même généralisé : « toutes les sécrétions sont suspendues, disent-ils. » T. II, p. 253.

(1) Du traitement curatif du choléra-morbus épidémique, etc. Paris, 1853).

Decori, dans sa relation du choléra de 1865 à l'hôpital Saint-Antoine (1), a noté (p. 44) dans tous les cas, une diminution notable des règles et de la sécrétion lactée, diminution qui n'est jamais allée cependant jusqu'à la suppression.

Mais ce n'est pas seulement sur les sécrétions proprement dites que se font sentir les effets de la déperdition aqueuse. Le sang privé d'eau, non-seulement n'en fournit plus aux diverses fonctions qui lui en empruntent, mais il reprend de toutes parts les éléments liquides contenus dans la trame même des tissus.

De Græfe a signalé dans le choléra l'absorption interstitielle de la sérosité scléroticale. Les auteurs du *Compendium* (t. II, p. 237) font remarquer que le tissu cellulaire sous-cutané contient à peine de sérosité. Dans la relation de l'épidémie cholérique de 1866 à l'hôpital Beaujon (2), Bordier a écrit : « .... Il est facile de constater au contraire l'assèchement de tous les organes à la suite de ces flux considérables présentés par les cholériques : l'œil ramolli, flasque, dépressible sous le doigt, semble vidé en partie. »

Griesinger a signalé aussi d'une manière très-explicite cette disparition de l'eau interstitielle. On lit à la page 485 de la deuxième édition de son *Traité des maladies infectieuses* (3) : « Un épaississement rapide et très-accusé de ce liquide (du sang) en

(1) Thèse de Paris, 1866.

(2) Archives générales de médecine et de chirurgie, numéro de février 1867, p. 81,

(3) Traduction française. Paris, 1868.

est la suite ; il y a résorption de l'eau des tissus de l'organisme, sécheresse et collapsus des parties. »

Bien plus, ce déssèchement de l'économie atteint les parties les plus profondes et les organes les plus délicats. Le sang ne laisse, pour ainsi dire, plus une seule goutte d'eau dans n'importe quel organe. Plusieurs auteurs ont noté dans les autopsies de cholériques l'état de sécheresse de la pie-mère et la diminution de la quantité de liquide céphalo-rachidien (1).

Il est encore une sécrétion physiologique, mais accidentelle, dont il serait intéressant de constater l'état au milieu de cette déshydratation générale, nous voulons parler de la sécrétion amniotique. Nos recherches sur ce point spécial n'ont donné aucun résultat positif, et les auteurs ne semblent pas s'être préoccupés de ce sujet. Il est probable que comme toutes les autres sécrétions, elle se tarit ou tout au moins qu'elle diminue, et cependant ici l'induction nous expose à une erreur.

Cette sécrétion, en effet, est destinée à assurer la vie de l'espèce ; la nature, que nous voyons si jalouse de tout ce qui touche ce grand acte de la reproduction, n'a-t-elle pas sauvegardé spécialement l'être à venir au milieu de cet orage qui ravage toutes les fonctions individuelles ? L'observation seule pourrait nous répondre. Quelles relations existent entre les avortements, si souvent signalés dans le choléra

(1) Compéndium de médecine pratique, loco cit.
Griesinger : Maladies infect., 2e édition. Paris, 1868.
Grisolle : Pathologie interne, t. II, art. Choléra.

et cette altération possible du liquide amniotique ? Nous ne pouvons que poser ici des questions, laissant à des recherches ultérieures le soin de les résoudre.

Après avoir ainsi passé en revue toutes les sécrétions et les sérosités interstitielles, abordons un autre point non moins curieux : l'état des séreuses.

A l'état normal, toute séreuse grande ou petite se trouve constamment lubréfiée par une petite quantité de liquide. Quand on examine ces membranes, on les trouve souples, *humides*, absolument polies. Ne vont-elles point, elles aussi, dans les grandes déperditions aqueuses, et dans le choléra notamment, qui réalise le type le plus complet, perdre par résorption leur sérosité fonctionnelle, perdre leur souplesse, leur poli, leur humidité ? *A priori* on serait en droit, après les faits que nous venons de voir. de répondre par l'affirmative ; les observations viennent ici à l'appui de la raison pure.

Tous les anatomo-pathologistes ont constaté cette sécheresse des séreuses. Griesinger (1), au lieu de la minime quantité de liquide qui doit les lubréfier, les a trouvées recouvertes, dans le choléra, d'un enduit poisseux épithélial que Grisolle a noté aussi. Dans la description du *Compendium*, nous trouvons : « Toutes les membranes séreuses sont privées de sérosités. » (P. 240.)

Et plus loin : « De toutes les membranes séreuses, celle qui enveloppe les viscères abdominaux paraît être la moins pourvue de serosité, la plèvre vient

(1) Loc. cit.

ensuite, puis l'arachnoïde, puis le péricarde.... »

Bordier, à la fin de son travail sur le choléra de Beaujon (1), formule ainsi sa conclusion VIII : « A la suite de la spoliation, on observe la sécheresse des muqueuses et des séreuses (péricarde, plèvre, synoviales). »

A l'article *Choléra* du *Dictionnaire encyclopédique de Dechambre*, on retrouve cette notion de la sécheresse des séreuses. Tous les traités classiques de pathologie interne la mentionnent.

Mais au point de vue clinique cette sécheresse se manifeste-t-elle pendant la vie par quelque symptôme appréciable ?

Ici les témoignages sont moins précis et moins nombreux ; les cliniciens, absorbés par les accidents graves de la maladie, ne semblent pas avoir porté leurs investigations du côté des séreuses. Quelques-uns cependant, Bordier en particulier (2), ont noté une roideur douloureuse des articulations au moindre mouvement, roideur qu'on peut légitimement rapporter au défaut de lubréfaction des synoviales. En l'absence de faits bien positifs, le raisonnement doit nous aider, et on doit se demander quel est le symptôme qui peut, qui doit traduire à l'observateur l'état de sécheresse absolue des séreuses ?

Les mouvements dont elles sont le siége doivent nécessairement être modifiés dans leur modalité ; au lieu de deux surfaces polies glissant silencieusement l'une sur l'autre, grâce à la mince couche

(1) Loc. cit.
(2) Loc. cit.

liquide qui les sépare, nous devons avoir (nous supposons l'absence de toute complication) deux surfaces parfaitement polies, il est vrai, mais sèches ou poisseuses et gênées par suite dans leurs fonctions. Ce fait doit se traduire à la main par une sorte de frémissement obscur; à l'oreille, par un bruit de frottement variable de timbre ou d'intensité, mais certainement appréciable.

La présence d'un exsudat, de rugosités, n'est pas, en effet, absolument nécessaire à la production d'un bruit. Qu'on nous permette une comparaison : ces séreuses frottant silencieusement et sans secousses l'une au devant de l'autre, grâce au liquide interposé, rappellent les organes minutieusement polis et soigneusement huilés d'une machine à vapeur, les glissoires du piston par exemple. Grâce à l'ajustement mathématique de ces pièces d'acier superposées, elles glissent sans bruit l'une sur l'autre. Mais que l'huile qui les lubréfie vienne à manquer et le premier effet de cette sécheresse est de transformer la marche silencieuse en un grincement strident et désagréable. Et pourtant le parfait poli des surfaces glissantes n'a été altéré en rien.

Ce fait d'une observation vulgaire en industrie a bien plus rarement occasion de se produire dans le fonctionnement de la machine humaine. L'assèchement des séreuses est rarement l'unique phénomène; l'exsudation plastique l'accompagne presque toujours.

Mais la condition de l'assèchement pur et simple étant donnée, le frottement se produit-il encore ? La comparaison que nous venons de risquer n'est pas

Berdinel.

-une preuve ; on pourrait cependant invoquer une certaine analogie entre ces mécanismes dissemblables en tout, régis pourtant par les mêmes lois physiques. Mais nous apporterons des preuves plus solides.

Dans la séance du 27 août 1851 de la Société médicale des hôpitaux, on s'occupait d'un cas de frottement pleurétique exagéré présenté par M. Maingault. Au cours de la discussion, MM. Requin et Guérard affirmèrent que la sécheresse de la plèvre pouvait, même en l'absence de fausses membranes, produire des bruits de frottement éclatants. Personne ne contesta cette manière de voir (1).

Après l'opinion des maîtres, venons à un plus solide argument, les faits.

Les cas où l'on peut observer les frottements p. sécheresse sont rares ; l'attention n'étant pas éveillée sur cet ordre de faits, bien des occasions de les constater ont été perdues. Il y aurait, croyons-nous, un grand intérêt à surveiller, à ce point de vue, les séreuses des malades soumis à d'abondantes spoliations aqueuses ; la plèvre et le péricarde principalement à cause de leurs mouvements rhythmiques et incessants et de la facilité de leur exploration, seraient une riche mine d'observations.

Guidé par l'idée théorique, par l'*a priori*, nous avons recherché les faits de cette nature ; notre récolte a été maigre, mais elle est insuffisante cependant pour établir d'une manière incontestable la

(1) Bulletin de la société médicale des hôpitaux de Paris, t. I, p. 225.

réalité des frottements sans exsudats, par simple sécheresse des séreuses.

Ce n'est pas là un des effets les moins intéressants des grandes déperditions aqueuses. Mieux observé désormais, il pourrait, nous semble-t-il, amener un jour à des conclusions d'une haute importance pratique. Quoi qu'il en soit, voici les quelques indications que nous avons pu recueillir.

La plèvre est complètement passée sous silence par les auteurs qui se sont occupés de cette question ; il doit cependant s'y passer des phénomènes de même nature que ceux que nous rencontrons dans le péricarde. Bien plus, l'auscultation de la plèvre présente moins de difficulté que celle de la séreuse cardiaque ; ce sont probablement moins les faits que les observateurs qui ont fait défaut.

Le bruit de frottement péricardiaque a été constaté par plusieurs auteurs. Mais nous devons avant tout faire cette réserve, que toute observation non suivie d'autopsie est sans valeur pour appuyer notre thèse. Le frottement par sécheresse, en effet, n'est point encore suffisamment connu au point de vue clinique pour-être distingué du frottement par exsudat. Vu la fréquence des péricardites dans une foule de maladies, vu la rareté des assèchements assez considérables pour *parcheminer* les séreuses, nous ne sommes en droit de conclure au frottement sec que lorsque une autopsie régulièrement et consciencieusement faite a établi l'absence de péricardite et d'un exsudat quelconque. Nous ne voulons pas dire cependant qu'il n'y ait de frottements par sécheresse que ceux-là. Nous croyons, au contraire, que bien des diagnostics de la péricardite, dans lesquels on a fait jouer aux phénomènes d'auscultation un rôle trop exclusif, reposent sur cette erreur d'interprétation. Mais ce n'est là qu'une vue de l'esprit et c'est avec des preuves moins hypothétiques que le frottement sans péricardite doit se présenter pour être admis en pathologie. Malgré ces réserves, nous citerons à l'appui de notre opinion une phrase du travail de Bordier (1) qui nous paraît très-explicite : « ... Le péricarde comme séché présente dans presque tous les cas, sinon du frottement, au moins une rudesse très-appréciable à l'oreille. » *Presque tous les cas...* la généralisation du fait lui donne une grande valeur même en l'absence de tout examen nécroscopique.

Venons aux quelques observations plus complètes que des recherches trop restreintes, il est vrai, nous ont permis de recueillir. Nous lisons dans le *Traité de pathologie interne* de M. le professeur Jaccoud, à l'article Péricardite (tome I, p. 523), une note ainsi conçue : « Il est établi par les observations de Pleischl (*Prager Viertebjahrsschrift*, XXIX, 1851) et de Mettenheimer (*Ueber pericardiale Reibungsgerdusche ohne perikarditis*) (*Arch. für Wissensch. Heilk.*, II, 1866) sur les cholériques, que lorsque le péricarde présente une sécheresse anormale en même temps que le cœur conserve une énergie suffisante, on peut entendre des bruits de frottement en l'absence de tout exsudat. » Ces faits qui empruntent au patronage de M. Jaccoud une nouvelle autorité, nous paraissent parfaitement établis.

(1) Arch. gén., loc. cit.

Dans notre littérature médicale nous n'avons rien trouvé qui se rapporte à cet ordre d'idées, malgré des recherches assez étendues. Mais notre collègue et ami, M. le Dr H. Parinaud a bien voulu nous communiquer le fait suivant, observé par lui pendant son internat à Bicêtre. Cette observation intéressante à plus d'un titre a déjà été citée en partie par M. Parinaud dans une étude *de l'influence de la moelle épinière sur la température*, travail publié dans les *Archives de physiologie*, année 1877, p. 63 et 310, Voici les détails inédits se rapportant à notre sujet :

Obs. -- Bresson, 30 ans, épileptique. A Bicêtre depuis plusieurs années pour son infirmité ; attaques assez fréquentes.

Le 20 mars 1873, convalescent d'un embarras gastrique non fébrile, il est pris à huit heures du soir d'une série d'attaques qui se sont succédé sans interruption jusqu'à la mort.

Le vendredi 21, au matin (il avait eu une centaine d'attaques dans la nuit), il était sans connaissance, la langue sèche, le pouls très-rapide, la peau chaude et *couverte de sueurs*. — 107 attaques dans la journée.

Le samedi 22, la face est profondément altérée, les lèvres couvertes de fuliginosités. La peau est *couverte de sueurs*, qui, se reproduisant après chaque attaque avec une abondance extrême, mouillent et traversent toute la literie. On a dû changer le malade 7 ou 8 fois. Les attaques sont devenues moins fréquentes (43 dans la journée), la peau est très-chaude. Température à neuf heures et demie du matin, 41°,8. — A une heure et demie, soir, 42°,2.

Le malade présente un *frottement péricardiaque des plus manifestes*, qui fut constaté aussi par M. Cossy, interne des hôpitaux. Il occupe un espace limité un peu au-dessus de la pointe, près du bord gauche du sternum. Il fut constaté à neuf heures et demie du. matin ; à une heure et demie du soir, il était encore plus évident. Le malade mourut à quatre heures quinze minutes du soir.

A l'autopsie, en outre de lésions de la moelle et du cerveau, voici ce qu'on observa du côté du péricarde : La séreuse était absolument saine ; en aucun point on ne trouva trace d'exsudat, et cependant l'idée qu'il devait exister une péricardite présida aux recherches. La surface interne était d'une sécheresse remarquable.

Cette observation parfaitement explicite, suffirait à elle seule pour affirmer la réalité de ces frottements par sécheresse que nous cherchons à démontrer. Nous sommes d'autant plus aise de pouvoir la donner ici, qu'elle se rapporte à une cause d'asséchement assez rare. Le choléra nous avait jusqu'ici seul fourni quelques faits à l'appui de notre opinion, et on aurait pu croire qu'ils étaient son apanage exclusif. Le cas ci-dessus nous permet de généraliser nos conclusions : c'est par des sueurs profuses que l'asséchement est survenu ; l'état de coma du malade ne lui permettait pas l'ingestion d'une suffisante quantité d'eau pour réparer ses pertes.

Quelles que soient donc les causes qui amènent cet énorme déficit liquide, le résultat sera toujours le même et l'on pourra voir se dérouler suivant la gravité des cas toute la série de phénomènes que nous venons d'étudier.

La réalité de ce frottement sans inflammation une fois acceptée, nous pourrions nous demander si certains souffles signalés au moment de la période algide du choléra ne seraient pas susceptibles d'une autre interprétation. Loin de nous la pensée de vouloir nous engager dans la voie peu scientifique des diagnostics rétrospectifs. On nous permettra cependant de relever ici une phrase du travail de M. Decori sur le choléra de Saint-Antoine en 1865 (1).

« Il nous a été donné, dit-il, parmi un grand nombre de femmes que nous avons auscultées d'en rencontrer 8 possédant un bruit de souffle cardiaque. Ce souffle existait tantôt au premier temps, tantôt aux deux temps, le plus souvent au premier seulement. Il avait son maximum à la base du cœur et couvrait plus ou moins complètement le bruit avec lequel il coïncidait sans cacher le silence suivant. Le souffle était fort avec un timbre doux. Ce bruit morbide cessait d'être perçu quand survenait la période de réaction. Jamais nous n'avons rien trouvé d'anormal en auscultant les vaisseaux du cou. »

Voilà un souffle qui offre, nous semble-t-il, bien des caractères du frottement.

En résumé, nous avons établi d'abord : la diminution et même la suppression de toutes les sécrétions

(1) Thèses de Paris, 1866.

ou exhalations normales, sous l'influence des pertes aqueuses abondantes et non réparées ;

Comme conséquence de ce fait, la possibilité de l'apparition d'un bruit de frottement complètement indépendant de tout processus inflammatoire.

CHAPITRE II.

I.

Nous venons de voir que lorsque pour une cause quelconque la quantité d'eau du sang a été considérablement abaissée au-dessous de la moyenne normale, il se fait de toutes parts un énergique appel de liquide, et qu'il n'est point d'organe, point de tissu qui ne se prive d'eau, qui ne se dessèche. Il semble qu'en présence de ce péril commun et imminent, l'épaississement du liquide nourricier et par suite l'arrêt de la circulation, chacun se dépouille pour le prévenir, non-seulement du superflu, mais même du nécessaire.

Mais comment, en réalité, se fait cette déshydratation des divers tissus ? Est-ce que le sang appauvri ne fournit plus l'eau nécessaire aux diverses sécrétions et exhalations interstitielles ? Est-ce que non content de ne plus fournir, il reprend même ce qu'il avait cédé dans la période du fonctionnement normal ? Les deux opinions peuvent également se soutenir, et chacune d'elles est, croyons-nous, applicable à une certaine série de faits ; mais vouloir les ranger tous sous une règle générale serait évidemment forcer l'interprétation et tomber dans l'erreur. Dans la plupart des cas, les deux procédés se combinent, ou pour mieux dire se succèdent.

Dans une première période, c'est par cessation de l'apport que le dessèchement commence ; c'est par résorption réelle des éléments liquides qu'il se complète : si dans la suppression des sécrétions, on ne peut voir que la première manière de procéder, presque tous les autres cas sont des conséquences de cette double action successive.

Nous allons maintenant aborder l'étude d'une autre catégorie de phénomènes, dans lesquels le processus intime est généralement plus facile à saisir, et où la résorption, au sens le plus classique du mot, joue un rôle prépondérant : nous voulons parler de l'influence de ces pertes aqueuses exagérées sur les sécrétions ou les épanchements pathologiques.

A ne voir que la succession chronologique des faits, c'est par le second chapitre que nous aurions dû commencer. En effet, quand surviennent sous des influences quelconques de grandes pertes séreuses, il est bien évident qu'avant de refuser aux diverses fonctions physiologiques l'eau qui leur est nécessaire, le sang cessera de fournir aux divers processus morbides antérieurement ou simultanément existants celle qu'ils dépensent sans profit pour la vie de l'individu. C'est ainsi que dans une ville assiégée ou à bord d'un navire, si la provision d'eau vient à diminuer dans des proportions inquiétantes, on se hâte de prévenir le gaspillage et de réduire la consommation de luxe, avant de toucher à la ration nécessaire aux besoins de l'alimentation.

C'est là ce qui se passe dans l'économie, et bien que les malades ne paraissent pas avoir été jusqu'ici observés à ce point de vue, bien que nous n'ayons pas eu occasion de vérifier nous-même le fait, nous ne craignons pas d'affirmer que c'est dans cet ordre chronologique que les choses doivent se présenter au clinicien.

Chez un cholérique atteint soit d'une suppuration, soit d'un épanchement séreux quelconque, ce n'est qu'après que ces phénomènes morbides auront été modifiés et diminués, sinon supprimés, qu'on verra survenir l'altération et le trouble profond des fonctions physiologiques au point de vue qui nous occupe.

Que s'il semble y avoir des exceptions à cette règle, une observation attentive des phénomènes découvrira les causes de cette anomalie plus apparente que réelle.

Mais après avoir édifié la théorie, il faut lui donner l'appui de la clinique. Pour les raisons que nous avons déjà exposées, c'est surtout dans les relations d'épidémies cholériques que nous trouverons ces preuves ; nous pourrons cependant trouver aussi en dehors du choléra un certain nombre de faits de même nature ; ceci se comprend.

Pour amener la profonde perturbation que supposent les observations rapportées dans le précédent chapitre, il ne fallait rien moins que les énormes pertes séreuses du choléra ; ici, où nous ne trouverons qu'une diminution ou une suppression de sécrétions pathologiques, des pertes séreuses bien moins abondantes et telles que d'autres maladies nous en fournissent, suffiront. Et cela vient encore à l'appui de la loi que nous énoncions plus haut :

les hypersécrétions morbides subissent plus facilement et plus tôt que les sécrétions physiologiques, l'influence de la diminution de l'eau du sang.

Nous disions tout à l'heure qu'il est difficile de faire la part des deux procédés de dessèchement : cessation de l'apport actuel, reprise des apports antérieurs. Dans la série de faits dans l'étude desquels nous allons maintenant entrer, cette distinction est plus aisée. La diminution des sécrétions pathologiques appartient au premier mode ; la résorption des épanchements appartient de toute évidence au second.

Le sang privé d'eau cesse d'abord de fournir aux diverses excrétions morbides ; puis si la perte continue, il reprendra peu à peu l'eau anormalement épanchée hors des vaisseaux. Dans les cas où la spoliation aqueuse atteint du premier coup son minimum, dans le choléra, par exemple, il est évident que cette succession des phénomènes est difficile à observer, et peut même n'exister pour ainsi dire que d'une manière virtuelle ; mais toutes les fois que la marche de la maladie sera assez lente, on pourra facilement vérifier que la clinique en ce point s'accorde avec la théorie. La question des sécrétions pathologiques ne nous arrêtera pas longtemps : le nombre en effet en est assez restreint.

Nous trouvons dans le *Compendium*, à l'article *Choléra* (t. II, p. 251), que pendant la période algide la suppuration des plaies, des vésicatoires, des cautères, etc., est tarie. »

Dans la relation de Bordier (1) il est dit : « Enfin

- (1) Arch. gén., loc. cit.

nous avons constaté que chez tous les malades atteints d'un flux catharral quelconque, la sécrétion s'est complètement tarie pour reparaître à la réaction plus abondante que jamais. »

M. Menset, dans son Mémoire sur *le Choléra de 1865 à l'hôpital Saint-Antoine* (1), fait remarquer qu'il y a « chez les phthisiques une diminution très-notable de l'expectoration, et par conséquent une sécrétion moins abondante de liquide à la surface des bronches et des excavations pulmonaires. »

Le Dr Decori (2), dans sa thèse inaugurale sur la même épidémie, a aussi noté ce fait de la diminution de l'expectoration chez les phthisiques.

Griesinger (3) a indiqué lui aussi cette diminution de toutes les sécrétions pathologiques et en a très-clairement indiqué le mécanisme. « Le sang épaissi des cholériques, dit-il, attire à lui toute la quantité d'eau consommée par les autres processus pathologiques. »

Il serait certainement curieux d'étudier ce que deviennent dans ces cas-là les vastes collections purulentes. La résorption est un de leurs modes de guérison, et nulle circonstance ne serait plus propre à favoriser cette terminaison que les grandes pertes aqueuses dont nous traitons ici. Certains auteurs, en effet, ont noté pendant des attaques de choléra, la diminution sensible et même la disparition de vastes abcès froids consécutifs à des lésions

(1) Arch. gén. de médecine, numéro de mars 1866.
(2) Thèses de Paris, 1866.
(3) Loc. cit

osseuses. Mais des recherches précises n'ont pas encore été faites sur ce point intéressant.

Si nous passons des sécrétions morbides aux épanchements, nous nous trouvons devant une bien plus grande quantité de faits, et de faits bien mieux observés. La rapide disparition d'un épanchement séreux est en effet un de ces phénomènes qui ne sauraient laisser le clinicien inattentif.

C'est surtout pour les grands épanchements que le fait a été noté, et c'est bien naturel. On a remarqué cependant que des hydarthroses, des hydropisies de bourses séreuses pouvaient disparaître sous l'influence d'une spoliation aqueuse considérable. Les épanchements paraissent très-sensibles à ces brusques variations de l'hydratation du sang : une polyurie, une diarrhée abondante suffisent quelquefois pour juger des ascites rebelles, des pleurésies.

Souvent même il semble que c'est la disparition de l'épanchement qui a déterminé l'apparition du flux séreux qui la juge. C'est là ce que l'on a appelé les terminaisons critiques, les métastases.

Nous n'avons pas l'intention d'entrer ici dans l'étude approfondie de la théorie des crises : cela nous entraînerait beaucoup trop loin de notre sujet. Mais on ne saurait se dispenser, cependant, de rechercher rapidement ce qui se passe dans ces cas-là.

Voilà un individu porteur d'une ascite chronique; tout d'un coup, sous une influence quelconque, connue ou inconnue, il est pris de diarrhée séreuse, et rapidement dans les jours suivants, on voit son ascite diminuer et même disparaître. Ici

l'explication est bien simple et ne saurait être con-
testée : le sang privé d'eau par la diarrhée a repris
dans le péritoine les éléments liquides extravasés.

Eh bien ! la même interprétation est, croyons-
nous, applicable à tous les faits ; et pour si rappro-
chés que soient la cause et l'effet, la perte aqueuse
et la résorption, une observation attentive montre
que la perte a toujours précédé d'un temps appréciable le début des phénomènes de résorption. Il
faudrait admettre autrement qu'il y a eu pendant
un certain temps une pléthore aqueuse, une hydrémie transitoire que l'observation n'a jamais mon-
trées.

On ferait tout un volume rien qu'en rassemblant
ici tous les faits de disparition rapide d'épanchements à la suite de flux abondants. Il n'est pas
d'auteur qui n'en ait rapporté un certain nombre.
Aussi nous contenterons-nous, en l'absence d'observations personnelles, de rassembler les témoignages
les plus autorisés à l'appui d'un fait que personne
ne peut nier.

On lit dans Grisolle : « On a vu des individus être
débarrassés d'anasarque après avoir éprouvé des
vomissements abondants et des déjections d'une
sérosité claire, citrine, onctueuse ; évidemment il y
a ici métastase, et tout porte à penser que le fluide
résorbé a été exhalé par la muqueuse gastro-intes-
-tinalé. »·

Griesinger dit (2), à propos des cholériques : « Les

______

(1) Grisolle. Traité de path. int., t. I, p. 834.
(2) Loc. cit.

exsudats pleurétiques considérables, les ascites fortement développées, l'hydropisie générale, diminuent le plus souvent avec rapidité lors du début des évacuations. »

Dans la séance du 22 septembre 1849 de la Société médicale des hôpitaux (1), cette question était précisément à l'étude, et un grand nombre de faits intéressants furent produits à l'appui. Nous ne saurions mieux faire que de transcrire ici cette intéressante discussion :

« M. Piedagnel appelle l'attention de la Société sur une particularité fort remarquable de l'histoire pathologique du choléra. La théorie indique que dans cette maladie les évacuations considérable qui ont lieu se font aux dépens de la partie séreuse du sang. Il est curieux de voir que les accumulations morbides de sérosités qui peuvent exister chez les cholériques fournissent également des matériaux aux évacuations. Ainsi, un homme atteint de diarrhée chronique et d'ascite est pris de choléra algide ; le ventre diminue rapidement ; en huit heures, le malade est emporté, et à l'autopsie on ne trouva plus une goutte de liquide dans le péritoine.

M. Gillette a vu, dans les mêmes circonstances, une ascite symptomatique d'une affection organique du cœur et du foie disparaître sous l'influence du choléra, pour reparaître après la guérison.

. . . .

« M. Henri Roger, après avoir fait remarquer que

(1) Bulletin de la société médicale des hôpitaux de Paris, t. I, p. 26.

les faits de cette nature sont trop nombreux pour
être tous cités, se borne à signaler le même résultat
dans une affection autre que celles qui ont été indiquées. Il s'agit d'un épanchement pleurétique qui,
parvenu au huitième jour, et composé d'au moins
trois verres de liquide, diminua du tiers dès le premier jour de l'invasion du choléra, et fut complètement résorbé le lendemain.

M. Gendrin rappelle qu'en 1832, avant que l'épidémie eût fait explosion à Paris, il avait vu dans
son service un homme atteint d'ascite, suite d'altération organique du foie, chez lequel, du jour au
lendemain, après des évacuations qu'il regarde
comme cholériques, le ventre était complètement
effacé. Cette observation a été publiée dans la Mo-
nographie de M. Gendrin. Dans l'épidémie actuelle,
deux nouveaux exemples analogues se sont offerts
à lui. Dans l'un, il s'agit d'une hydropisie avec al-
buminurie disparue en vingt-quatre heures, mais
qui revint après la guérison du choléra intercur-
rent. Dans le second, un jeune homme placé à la
Pitié pour une hydarthrose du genou, fut pris de
choléra à l'hôpital. L'hydropisie articulaire guérit
assez complètement pour permettre la sortie du
malade. La récidive eut lieu pourtant, mais seulement quelques mois plus tard.

M. Horteloup, contrairement aux faits qui viennent d'être rapportés, a vu une hydropisie enkystée de l'ovaire résister à un choléra dans lequel
d'abondantes évacuations avaient eu lieu.

M. A. Tardieu pense, comme M. Roger, que la
disparition des hydropisies sous l'influence du cho-

Berdinel.   3

léra est un fait très-commun. Il a vu, comme on vient d'en rappeler des exemples, une ascite et une anasarque générale symptomatiques d'une néphrite albumineuse disparaître par le fait d'une violente atteinte de choléra, puis récidiver très-rapidement après la guérison de la maladie intercurrente.

. . . .

M. Bouvier ... pense que le nombre des faits semblables est assez grand pour que l'absorption des liquides séreux, soit normaux, soit morbides, par suite des évacuations cholériques, constitue véritablement une loi pathologique. L'exception de M. Heurteloup s'explique à un certain degré ; elle ne serait d'ailleurs pas constante, car M. Bouvier a constaté à l'autopsie cadavérique la diminution considérable d'une énorme tumeur enkystée de l'ovaire chez une cholérique. Il pense aussi que la guérison des hydropisies dans les circonstances indiquées n'est pas seulement momentanée, comme le voudrait M. Gendrin, et qu'elle se maintient quelquefois.

M. Becquerel indique, sans vouloir répéter les détails, deux cas semblables à ceux qui ont été précédemment exposés. De plus, il ajoute une remarque qui lui serait propre à expliquer ce que semblaient offrir de contradictoire les faits cités par MM. Horteloup et Bouvier. C'est qu'il n'y a pas de similitude entre les hydropisies vraies et les hydropisies enkystées. Dans le liquide des kystes, en effet, on rencontre un corps nouveau, la cholestérine, substance insoluble dont on peut extraire des quantités considérables, et qui peut s'opposer à la résorption, du moins complète, du liquide épanché. Cela n'a pas lieu dans les hydropisies vraies. »

Une très-curieuse collection de faits de même nature se trouve dans le remarquable mémoire de Mondière sur la *Guérison spontanée de l'anasarque et de l'ascite* (1). Il a réuni là un grand nombre de cas prouvant que cette guérison peut avoir lieu par une sécrétion abondante d'urine, par des vomissements, des selles, des sueurs très-générales, par l'apparition de menstrues abondantes, par des évacuations simultanées (selles et urines, urines et sueurs, menstrues urines et sueurs, etc., etc.). On lit encore qu'une terminaison rapide de l'ascite est survenue à la suite d'un flux vaginal excessif, d'un ptyalisme abondant, de plaies produites sur les membres inférieurs, etc.

Andral (*Revue médicale*, 1828, t. IV, p 319) étudie la guérison de l'ascite par des sueurs abondantes et spontanées.

Graves (*Arch. de méd.*, 2ᵉ série, t. VI, p. 559) cite la guérison spontanée d'une ascite chronique par des règles abondantes et des sueurs copieuses.

Finn (*Bull. de Thérap.*, 1856, t. LI, p. 233) rapporte un cas de guérison spontanée d'une ascite par un flux séreux des mamelles.

Nous pourrions prolonger encore cette énumération, citer des guérisons d'épanchements autres que l'ascite; mais ceci est, croyons-nous, bien suffisant pour l'idée que nous défendons, car il n'y a pas en médecine de fait plus constant que cette résorption

(1) Journal *l'Expérience*, t. VII, p. 417, 1840.

des épanchements non inflammatoires sous l'influence des flux séreux abondants. L'influence de l'état d'hydratation du sang sur les sérosités pathologiques ne saurait être plus complètement démontrée.

II.

En présence de cette multitude de faits, une conclusion s'imposait tout naturellement à l'esprit du clinicien; ces évacuations spontanées si utiles pour le traitement des hydropisies, ne pouvait-il point les provoquer et les diriger à son tour? Ne pouvait-il pas enrichir son arsenal de ce puissant moyen de dérivation que la nature lui indiquait? L'histoire de la médecine prouve que ce rapprochement s'est fait de bonne heure dans l'esprit des observateurs, et le traitement des hydropisies par les drastiques et les diurétiques est aussi vieux que la médecine.

C'est toujours l'application de ce même principe: diminuer l'eau du sang au-dessous de la normale, pour forcer ce liquide à puiser dans les épanchements que l'on veut faire disparaître.

Notre intention n'est point de traiter ici cette grande et intéressante question du traitement des épanchements par les évacuants. L'étude des drastiques dans les ascites et les anasarques, l'étude des diurétiques dans les pleurésies chroniques est faite et bien faite. Les faits sont d'observation journalière; chacun est à même d'en avoir vu de nombreux exemples et nous nous dispenserons d'apporter ici une longue liste de banales observations. Mais sans nous plonger dans l'étude approfondie de cette intéressante question de thérapeutique, nous ne saurions nous dispenser d'y montrer la confirmation éclatante de l'idée que nous soutenons, et d'en faire ressortir en même temps quelques particularités intéressantes, surtout au point de vue spécial qui nous occupe.

Le fait qui domine toute cette question, c'est que l'on peut en privant le sang d'eau le forcer, comme nous venons de le dire, à puiser dans les épanchements. Mais, il ne faut pas oublier que, pour atteindre ce but, il faut d'abord enlever à l'économie une quantité d'eau assez considérable pour que le coefficient d'hydratation s'abaisse très – sensiblement au-dessous de la moyenne.

Ces spoliations factices seront donc toujours une arme dangereuse à manier, et il faudra toujours se demander, avant d'y avoir recours, si le bénéfice de la disparition de l'épanchement n'est pas trop payé par la débilitation qui en est presque toujours la suite. Si l'on était toujours assuré de ne pas frapper plus fort qu'on ne le désire, on n'aurait point à se poser cette question ; mais quelque science que l'on ait de la posologie et de la physiologie, on ne peut jamais affirmer d'avance jusqu'à quel point réagira l'organisme sous l'action du médicament. Et c'est surtout quand il faut frapper fort, comme dans le cas qui nous occupe, qu'il est difficile de graduer son effort.

Voilà donc une première conséquence de ce fait qu'il faut amener une spoliation aqueuse considérable, c'est que la médication évacuante doit être employée avec la plus grande prudence.

En second lieu, il est bien évident que, pendant qu'on agit sur la peau, le rein ou l'intestin, pour amener une perte d'eau et *altérer* le sang, il ne faut point lui fournir de l'extérieur cette eau qu'on veut le forcer à puiser dans l'économie. Il faudra donc donc autant que possible supprimer pendant le temps de cette médication toute ingestion d'eau un peu considérable. La soif qui tourmente alors les malades doit trouver à s'apaiser en eux-mêmes, et il ne faut tolérer que quelques petits expédients (glace en petits fragments, orange, etc.) pour calmer la désagréable sensation de sécheresse de la muqueuse buccale. Et puisque nous parlons en ce moment de boissons, nous dirons tout de suite qu'il est facile de conclure de tout ce que nous avons dit jusqu'ici, que les malades atteints d'affections hydropigènes doivent être tenus à un régime aussi sec que possible. Mais nous reviendrons là-dessus dans le troisième chapitre.

Il est évident, d'autre part, que le traitement dont il est ici question ne saurait avoir sa raison d'être que tant qu'on veut agir sur un liquide absorbable. Les membranes séreuses dans lesquelles se font les épanchements pathologiques ne laissent pas résorber indistinctement tous les liquides. Nous avons vu plus haut que dans une discussion à la Société médicale des hôpitaux, M. Becquerel avait dit qu'un liquide contenant de fortes proportions de cholestérine ne pouvait se résorber; le fait est encore bien plus évident pour les liquides contenant de la fibrine ou des matériaux fibrinogènes. Or les liquides d'épanchement se subdivisent en deux grandes classes : les liquides séro-fibrineux qui sont le produit d'un processus inflammatoire, et les liquides séreux simples qui se trouvent dans les épanchements non inflammatoires. Les premiers, il est vrai, peuvent à un moment donné se transformer; c'est quand tout l'appareil inflammatoire est tombé et que la fibrine commence à se séparer pour subir la désintégration granuleuse.

De l'existence de ces deux genres dépanchements si distincts, il ressort que les uns sont justiciables de la spoliation aqueuse, et les autres, non.

Il est donc inutile d'appliquer au traitement des épanchements inflammatoires les évacuants quels qu'ils soient, et dans une pleurésie, par exemple, on devra attendre pour employer de semblables moyens que la période aiguë soit passée et que l'épanchement, débarrassé de sa fibrine, soit devenu absorbable.

Il y aurait du reste une autre raison encore pour s'abstenir pendant la période aiguë d'une médication spoliatrice : c'est que tant que le processus inflammatoire existe, l'épanchement tend à augmenter, la cause qui le produit étant toujours en action. Dans ce cas, l'effet du médicament administré serait très-contrarié et presque nul.

Il y a une dernière observation, se rapportant toujours à la médication évacuante, et que nous suggère ce que nous avons dit de son mécanisme.

Il est certains diurétiques, par exemple, que l'on ne peut administrer que dans une assez grande quantité de véhicule. Dans ce cas, il est important de mesurer tous les jours la quantité d'urine rendue et de s'assurer qu'elle est supérieure à la quantité de liquide ingérée avec le médicament ; que par conséquent on a bien réellement une spoliation aqueuse du sang.

Pendant notre internat, chez M. Desnos, à la Pitié, nous avons souvent entendu notre excellent maître appeler sur ce point l'attention de ses élèves. Voici par exemple un malade atteint d'une pleurésie passée à l'état chronique. Vous le mettez à la diète lactée pour déterminer une diurèse abondante, et il boit tous les jours deux litres de lait. Si l'excrétion urinaire atteint comme on le voit dans ces cas, 2500 ou 3000 grammes, c'est chaque jour un litre ou un demi litre d'eau que vous enlevez à l'économie et vous vous rapprochez de votre but.

Que si au contraire, pour une raison quelconque, votre malade n'urine tous les jours que 1000 ou 1500 grammes, non-seulement vous n'atteignez pas votre but, mais vous allez à l'encontre, puis que tous les jours il a 1000 à 500 grammes d'eau en bénéfice net. Aussi, dans ce cas, l'administration du lait doit être suspendue. Il est donc important dans ce cas spécial, et en général, chaque fois qu'on recourra à des diurétiques aqueux, de doser exactement les liquides excrétés, afin d'être bien sûr, non-seulement qu'on est utile au malade, mais qu'on ne lui est pas absolument nuisible.

En résumé, voici les règles pratiques que l'étude des variations de l'eau du sang nous amène à poser à l'usage de la médication évacuante :

1º N'user des spoliations artificielles que lorsqu'on veut agir sur de grands épanchements, et que le malade n'est pas dans un état général mauvais ;

2º N'employer cette médication que contre les épanchements séreux, c'est-à-dire non inflammatoires, qu'ils aient ce caractère dès le principe ou qu'ils soient devenus tels par l'évolution de la maladie ;

3º S'opposer dans la mesure du possible à ce que les malades soumis à ce traitement satisfassent leur soif ;

4º Doser exactement les liquides excrétés afin de se rendre compte de l'effet de la médication.

CHAPITRE III.

Nous ne nous sommes occupé jusqu'ici que des grandes déperditions aqueuses se traduisant par des flux extérieurs, et amenant dans l'économie des perturbations considérables. Elles ne sont pas les seules cependant à influer d'une manière notable sur le degré d'humidité du milieu intérieur.

Le sang peut perdre de l'eau par d'autres procédés que la diarrhée ou la diaphorèse, et le liquide qu'il fournit aux divers épanchements pathologiques au moment de leur formation ne l'appauvrit pas moins que celui qu'il cède aux transsudations séreuses.

Quand un malade fait sous une influence quelconque un épanchement considérable dans une de ses séreuses, on remarque en l'observant de près, ou bien qu'il y a en même temps diminution ou suppression d'une sécrétion aqueuse, les urines, par exemple; ou bien (et souvent on observe conjointement les deux effets) l'appel d'eau se traduit simplement par une soif exagérée.

Pour que ces phénomènes soient remarqués, il faut que la soustraction d'eau qu'opère l'épanchement soit considérable. Il est bien évident, en effet, que l'épanchement de 100 ou 200 gr. de liquide dans un genou, passera, au point de vue général qui nous occupe, à peu près inaperçu : un peu moins d'urine, une légère augmentation dans les liquides absorbés, et voilà l'équilibre rétabli insensiblement et sans qu'on y prenne garde. Mais si au lieu d'un épanchement aussi minime, nous nous trouvons en présence soit d'une pleurésie, soit d'une ascite, soit d'un kyste de l'ovaire se développant rapidement sous une influence quelconque, l'asséchement du sang va se traduire par des signes facilement appréciables pour un observateur attentif. Pour ne pas être versés au dehors, les 2, 3, 4, 5 litres d'eau qui sont versés dans une séreuse n'en sont pas moins enlevés au sang, enlevés à la circulation et à la nutrition générale ; c'est pour le liquide nourricier une perte qu'il va s'efforcer de réparer par tous les moyens possibles. De là, chez ces malades, la diminution et souvent la suppression des urines, qui ont été notés dans presque tous les cas d'ascite ; de là, cette soif exagérée des malades, à laquelle on n'attache souvent qu'une médiocre importance, ou qu'on met sur le compte du processus inflammatoire. Depuis que notre attention a été appelée sur ce sujet, nous n'avons point rencontré un seul cas d'épanchement, qu'elle qu'en fût la nature, qui ne s'accompagnât soit d'une soif exagérée, soit d'une suppression presque absolue des urines,

Rien de plus facile que de se rendre compte de la raison intime de ce fait. Il circule à l'état normal dans le corps humain, une quantité d'eau évaluable d'après les auteurs à 7, à 800 pour 1000 de la masse totale du sang. Cette proportion varie dans des limites assez restreintes, et c'est dans ces limites que toutes les fonctions organiques, que toutes les com-

binaisons vitales trouvent les conditions de milieu
dont elles ont besoin. Que pour une raison ou pour
une autre, cette quantité d'eau vienne à baisser no-
tablement au-dessous de sa limite inférieure, et tout
aussitôt voilà un trouble, voilà des fonctions entra-
vées ou se faisant péniblement, en un mot, un organisme en souffrance.

Cette soffrance, ce besoin d'eau se traduit d'abord,
comme nous le disions dans notre premier chapitre
par la soif; mais si la soif ne peut être satisfaite, ou
qu'elle ne supplée qu'imparfaitement au déficit,
aussitôt nous voyons les excrétions qui enlèvent le
plus d'eau à l'organisme, modifiées, troublées, et
même supprimées. Une sorte de lutte momentanée
semble s'établir entre le processus hydropigène qui
a ouvert à l'eau du sang un nouveau débouché, et
les lois de la vie qui cherchent à maintenir à chaque
organe l'intégrité de ses fonctions.

Dans cette lutte une sorte de classement semble
se faire entre les diverses fonctions, suivant que
leur intégrité absolue est plus ou moins nécessaire
à la conservation de la vie. Ainsi, au moment où
une ascite par exemple, se fait, on voit la fonction
urinaire et la sécrétion sudorale diminuer, et, vain-
cues par le processus morbide, apporter leur contin-
gent à l'augmentation de l'épanchement qui se
forme. La santé générale est peu troublée, si peu
que c'est à peine si cette révolution est remarquée
du clinicien.

Mais si l'appel morbide de liquide est plus énergique ou plus prolongée, si pour un motif quelconque
l'ingestion des liquides ne peut être augmentée,

alors l'eau de l'urine et de la sueur ne suffit plus à
à combler le déficit, d'autres sécrétions plus impor-
tantes sont menacées, le degré d'humidité interstitielle compatible avec la vie se trouve compromis,
et une sorte de révolte de l'économie conserve ses
propriétés les plus essentielles aux dépens de la maladie. Le processus hydropigène est vaincu, l'épanchement reste stationnaire ou diminue jusqu'à ce
qu'il ait retrouvé dans une hydrémie relative des
conditions favorables à son nouvel accroissement.

Mais nous voulons avant d'aller plus loin faire
ici des réserves sur les expressions de la pauvreté
de la langue et aussi l'insuffisance de nos connais-
sances nous ont forcé d'employer. Quand nous pei-
gnons avec des expressions semi-métaphoriques
cette lutte entre le principe morbide et le principe
vital, nous ne voulons en rien nous engager dans la
question ardue des théories de la vie, et nous ne fai-
sons qu'employer, sans arrière-pensée doctrinale,
les mots qui rendent le mieux notre idée.

Reprenons notre sujet. A l'appui de ces idées,
nous pourrions accumuler ici une foule d'observations ; mais il n'est pas un clinicien qui n'ait lui-
même constaté cent fois ce que nous exposons ici,
et l'évidence du fait est absolue. L'eau ne se for-
mant dans l'économie qu'en quantité minime, il est
évident que les apports extérieurs tiennent sous
leur dépendance absolue l'état d'hydratation du
sang.

On voit tout de suite quelles conséquences on
pourrait tirer de ces faits. Non-seulement la guérison des épanchements est en nos mains, mais on

peut dès leur origine les arrêter en soumettant simplement les malades à la diète sèche. Il faudrait cependant se garder de vouloir faire dans la pratique une application absolue de la théorie. Avant d'entreprendre ce traitement absolument radical et théoriquement infaillible par la privation d'eau, il faut peser toutes les conséquences de ce régime et, sans parler d'autres perturbations possibles, savoir si le supplice de la soif que l'on impose au malade n'est pas plus terrible que la maladie. Le fait suivant, que nous trouvons dans un journal allemand, n'est pas fait pour encourager dans cette voie :

Nous lisons dans le numéro du 7 février 1870 du *Berliner Klin. Wœhenschrift* l'histoire d'un homme de 29 ans qui, atteint d'une pleurésie chronique avec épanchement abondant, fut mis au régime sec absolu. Toute autre médication fut'supprimée; pendant cinq jours, ce malheureux, soumis à une surveillance rigoureuse, ne reçut pas une goutte de liquide quel qu'il fût. Sa nourriture ne se composait que des aliments les plus secs qui se purent trouver (jambon et langue de bœuf fumée, fromages secs, etc.). Dès le premier jour, les urines étaient presque supprimées, puis l'épanchement pleurétique diminue rapidement, et le sixième jour il n'en restait plus de trace. Mais le malade était à bout de courage; sa langue desséchée était ligneuse et lui semblait brûlante; la souffrance était telle que le patient allait coller sa langue sur les vitres de la salle pour se procurer un peu de fraîcheur.

Sans faire des expériences avec une précision et une mansuétude aussi... germaniques, on peut cependant tirer des considérations qui précèdent et du fait que nous venons de rapporter quelques indications relatives au régime des malades atteints d'épanchements. Il est bien évident, non-seulement comme nous le disions dans le précédent chapitre, qu'on ne devra pas contrarier l'effet d'une médication évacuante par l'absoption d'une grande quantité de liquide, mais que, même en dehors de l'emploi d'une médication spoliatrice, il faudra inviter les malades à lutter le plus possible contre la soif et à calmer par des expédients la sensation de sécheresse qui en résulte.

En partant de ce principe de la stabilité relative du degré de liquidité du sang, on arrive à se rendre un compte exact de certains phénomènes, on songe à en examiner d'autres de plus près.

C'est ainsi qu'on s'explique comment dans les cas rares d'ailleurs, où il se fait un épanchement chez un sujet déjà atteint d'une hydropisie quelconque, la première diminue quand la seconde se montre. Ainsi s'expliquent les quelques cas où l'on a vu, chez des rhumatisants surtout, un hydrothorax passer d'une plèvre dans une autre, une ascite succéder à un hydrothorax, et réciproquement. La résorption antérieure de l'épanchement le premier en date et l'absence de tout flux concomitant sont la condition *sine qua non* de ces sortes de métastases.

Ces faits, non plus que leur explication, n'ont aucune prétention à la nouveauté, mais nous avons tenu à montrer qu'ils sont tous des conséquences naturelles, nous dirons même nécessaires, des variations de l'eau du sang.

On pourrait, en multipliant les observations sur ce sujet, arriver à en généraliser encore les conclusions.

Bien des cas de métastases plus ou moins inexpliquées trouveraient dans la considération de cet équilibre liquide une explication toute naturelle. Des faits intéressants pourraient d'autre part être révélés. Ainsi il n'est point de chirurgien qui n'ait noté à la suite des fractures de la base du crâne un écoulement assez considérable de liquide céphalo-rachidien par le nez ou l'oreille ; tous ont remarqué avec quelle merveilleuse rapidité ce liquide se produit, si bien qu'on a pu en recueillir un, deux litres en vingt-quatre heures, et cela quelquefois pendant plusieurs jours de suite. Or, ce phénomène se passe chez des individus que leur accident a plongés dans le coma, qui sont par conséquent dans l'impossibilité absolue de réparer la perte séreuse qu'ils font par là. Leur sang, soumis ainsi à une cause puissante de déshydratation, doit emprunter ailleurs l'eau qui lui est nécessaire. Cette recherche n'a pas été faite à notre connaissance et l'occasion nous a manqué pour la faire nous-même, mais elle conduirait peut-être à des résultats intéressants.

Nous parlions au début de ce chapitre de cet assèchement que produisent dans l'économie les grands épanchements en voie de formation, et nous avons indiqué, sans nous y appesantir, que la condition de leur formation est un excédant journalier de la quantité de liquide ingéré sur la quantité excrétée. Ce fait, avons-nous dit, est connu depuis longtemps, et quand un malade qui fait une ascite par exemple, se plaint de ne pas uriner, on a une phrase classique qui exprime en un mot ce que nous disons ici : le malade *pisse* dans son ventre.

Ce fait d'observation vulgaire ne peut que gagner à avoir l'appui des chiffres et des mensurations précises. Nous avons dans ce but suivi minutieusement et au jour le jour chez quelques-uns de nos malades des épanchements abdominaux en voie de formation, et nous ne pouvons hésiter malgré l'aridité de ces chiffres à les reproduire ici. On y verra de la façon la plus nette que l'accroissement de la circonférence abdominale est sous la dépendance rigoureuse de la balance de la journée.

OBSERVATION I. — Le nommé V..., âgé de 38 ans, forgeron, entré le 30 mai 1878 à l'hôpital Lariboisière, service de M. Proust, salle Saint-Charles, n° 25.

Cirrhose alcoolique du foie ; ascite très-considérables.

Ponction le 3 juin à 10 h. du matin ; il s'écoule 6 lit. 800 de liquide.

La circonférence de l'abdomen au niveau de l'ombilic est immédiatement après la ponction de 1 mèt. 17.

4 juin. Liquides absorbés dans les dernières vingt-quatre heures (tisane, lait, potions, potages, etc.) 3 lit. 540.

Liquide excrété dans le même temps (urines, 1000 gr. ; 4 selles liquides peu copieuses, 800 gr.) 1,800 gr.

Berdinel.   4

Pas de sueurs.

          Excédant d'absorption. .   1,740 gr.
          La circonférence du ventre
            mesurée dans les mê-
            mes points. . . . . . .   1 m, 26
Le 5. Absorption. . . . .   3,540 gr.
          Excrétion. . . . .   900 gr.
          Différence en plus . . . .   2,640 gr. .
          Circonférence du ventre,   1 m. 29
Le 6, Absorption. . . . .   3,540 gr.
          Excrétion.   900
          Différence en plus . . . .   2,640 gr.
          Circonférence du ventre.   1 m, 30
Le 7. Absorption. . . . .   3,540 gr.
          Excrétion. . . . .   450 gr.
          Différence en plus . . . .   3,090 gr.
          Circonférence du ventre.   1 m. 39
Le 8. Absorption. . . . .   3,509 gr.
          Excrétion. . . . .   500 gr.
          Différence en plus . . . .   3,040 gr.
Il s'est écoulé dans la journée 1 litre environ de
sérosité par l'orifice de la ponction.
          Circonférence du ventre.   1 m. 42
Le 9. Absorption. . . . .   3,540 gr.
          Excrétion. . . . .   640 gr.
          Différence en plus . . . .   2,900 gr.
Il s'est écoulé 1 litre de sérosité.
          Circonférence du ventre.   1 m. 46
Le 10. Absorption. . . . .   4,000 gr.
          Excrétion. . . . .   500 gr.
          Différence en plus . . . .   3,500 gr.
Il s'est écoulé 1 lit. 1/2 de sérosité.

Circonférence du ventre. 1 m. 51
Le 11. Absorption . . . .   4,000 gr.
   Excrétion . . . .   600 gr.
   Différence en plus . . . .   3,400 gr.
Il s'est écoulé 1 litre environ de la sérosité.
   Circonférence du ventre. 1 m. 53
Le 12. Absorption . . . .   4,000 gr.
   Excrétion. . . . .   650 gr.
   Différence en plus . . . .   3,350 gr.
Il s'est écoulé 1 litre de sérosité.
   Circonférence du ventre. 1 m. 58
Le 12. Absorption . . . .   4,000 gr.
   Excrétion. . . . .   800 gr.
   Différence en plus . . . .   3,200 gr.
Il s'est écoulé 1 litre de sérosité.
   Circonférence du ventre. 1 m. 65
Etc. etc. etc.

Obs. II. — Le jeudi 25 avril 1878, à 4 heures de l'après-midi, on ponctionnait pour la seconde fois, l'ascite d'un homme couché salle Saint-Charles, n° 9, service de M. Proust, à l'hôpital Lariboisière.

La ponction donne issue à 15 litres de sérosité.

Le ventre mesuré immédiatement après la ponction au niveau de l'ombilic a 1 m. 20 de circonférence.

Les relevés d'urine et de boissons sont faits à partir du 26 à midi par vingt-quatre heures. Voici les résultats :

Le 27. Absorption . . . .   3,350 gr.
   Excrétion . . . .   500 gr.
   Différence en plus. . . . .   2,850 gr.
   Circonférence abdominale. 1 m. 24

Le 28. Absorption. . . . . 3,350 gr.
      Excrétion. . . . . 650 gr.
      Différence en plus. . . . . 2,700 gr.
      Circonférence abdominale. 1 m. 27

Le malade se plaint toute la journée d'une soif très-vive.

Le 29. Absorption. . . . . 3,350 gr.
      Excrétion. . . . . 500 gr.
      Différence en plus. . . . 2,850 gr.
      Circonférence abdomi -
      nale . . . . 1 m. 38
           Etc., etc.

Quelques jours après (le 9 mai) une nouvelle ponction devint nécessaire chez cet homme ; vu son état de faiblesse, on ne lui retira cette fois que 9 litres de liquide, et la circonférence du ventre restait après la ponction de 1 m. 33.

Le liquide se reproduisit avec assez de rapidité. Voici encore les résultats des cinq premiers jours d'observation :

Le 10. Absorption. . . . . 3,200 gr.
      Excrétion, ... 1,100 gr.
      Différence en plus. . . . 2,100 gr.
      Circonférence abdomi -
      nale . . . . 1 m. 36 gr.
Le 11. Absorption. . . . . 3,000 gr.
      Excrétion . . . . 1,400 gr.
      Différence en plus. . . . 1,800 gr.
      Circonférence abdomi -
      nale . . . . 1 m. 39
Le 12. Absorption. . . . . 3,000 gr.
      Excrétion. . . . . 1,500 gr.

Différence en plus . . . .   1,500 gr.
Circonférence abdomi -
nale . . . .   1 m. 43
Le 13. Absorption.   3,000
Excrétion . . . .   1,800 gr.
Différence en plus. . . .   1,200 gr.

Il s'est écoulé environ 1 litre de sérosité par l'orifice de la ponction.

Circonférence abdomi -
nale . . . .   1 m. 43
Le 14. Absorption. . . . . . . ÷ .   2,800 gr.
Excrétion . . . .   1,000 gr.
Différence en plus. . . .   2,300 gr.

Il s'est écoulé 500 gr. de sérosité.

Circonférence abdomi -
nale . . . .   1 m. 45
Le 15. Absorption. . . . .   2,800 gr.
Excrétion. . . . .   500 gr.
Différence en plus. . .   2,300 gr.
Circonférence abdomi -
nale . . . .   1 m. 54
Etc., etc., etc.

Obs. III. — Il s'agit d'une femme de 38 ans qui était couchée au n° 4 de la salle Sainte-Marie, service de M. Proust à l'hôpital Lariboisière. Cette femme était atteinte d'un kysto-sarcome des ovaires depuis de longues années. Une des poches prenait un développement énorme, et des ponctions successives étaient nécessaires. Depuis qu'elle était dans le service de notre excellent maître, elle avait déjà subi onze ponctions. C'est à la suite de la douzième que nous avons étudié jour par jour la reproduction du liquide.

La ponction eut lieu le 1er juin et donna 25 litres de sérosité citrine. Après la ponction, le ventre était complètement vide, excavé, et sa circonférence au niveau de l'ombilic atteignait à peine 0 m. 98.

Le 2. Absorption. . . . . 1,500 gr.

Se décomposant ainsi :

Tisane	250 gr.
2 potages.	500 gr.
Lait	500 gr.
Vin.	125 gr.
Potion	125 gr.
	1,500 gr
Excrétion	1,000 gr.

Se décomposant ainsi :

Urines	900 gr.
Fèces.	100 gr.
Sueur	pas.
	1,000 gr.
Différence en plus. . . .	500 gr.
Circonférence abdomi - nale	1 m.

Nous avons recommandé à la malade de boire le moins possible ; malgré une soif très-vive, elle se surveille beaucoup à ce point de vue.

Le 3. Absorption.	2,000 gr.
Excrétion.	1,250 gr.
Différence en plus	750 gr.
Circonférence abdominale	1 m. 03
Le 4. Absorption.	1,500 gr.
Excrétion.	1,000 gr.

Différence en plus . . . . :   500 gr.
Circonférence abdominale   1 m. 04
Le 5. Absorption. . . . .   1,500 gr.
   Excrétion. . . . . . . : . .   1,100 gr.
   Différence en plus . . . .   400 gr.
   Circonférence abdominale   1 m. 04
Le 6. Absorption. . . . .   1,500 gr.
   Excrétion. . . . .   1,350 gr.
   Différence en plus . . . .   150 gr.
   Circonférence abdominale   1 m. 05
Le 7. Absorption. . . . .   2,000 gr.
   Excrétion. . . . : . . . .   1,450 gr.
   Différence en plus . : : :   550 gr.
   Circonférence abdominale   1 m. 06
Le 8. Absorption. . . . .   1.000 gr.
   Excrétion. . . . : . . . . :   1,350 gr.
   Différence *en moins* . : :   350 gr.
   Circonférence abdominale   1 m. 04
Le 9. Absorption. . . . .   1,500 gr.
   Excrétion. . . . .   1,250 gr.
   Différence en plus . . . .   250 gr.
   Circonférence abdominale   1 m. 05
Le 10 Absorption. . . . .   1,500 gr.
   Excrétion. . . . .   1,400 gr.
   Différence en plus . . . .   100 gr.
   Circonférence abdominale   1 m. 05
Le 11 Absorption. . . . . . . : .   1,500 gr.
   Excrétion. . . . .   1,700 gr.
   Différence *en moins* . . .   200 gr.
   Circonférence abdominale   1 m 04
Etc., etc , etc.

De tout ce qui précède, des faits que nous avons cités, des déductions très-brèves que nous en avons tirées, il est permis de conclure que les pertes séreuses internes ont pour effet — comme celles qui se font sous forme de flux, — d'abaisser le degré de liquidité du sang, et par suite de mettre en jeu l'activité organique tendant à le ramener à son taux normal. De là, comme dans les cas que nous avons étudiés dans les précédents chapitres la soif, des résorptions de diverse nature, et des indications thérapeutiques précieuses.

Mais avant de terminer cette trop courte étude, nous tenons à prévenir deux objections qu'on pourrait légitimement nous adresser si nous n'expliquions pas ici toute notre pensée.

En étudiant dans quelques-unes de ses conséquences la déshydratation du sang, nous avons été amené par la logique des choses à mettre ce phénomène très en relief, laissant volontairement dans l'ombre les autres conditions qui peuvent concourir avec lui à la production des perturbations dont nous avons parlé. Notre intention n'est pas cependant de les nier. Loin de là ! Nous n'oublions pas que la machine humaine est une des plus compliquées et que les phénomènes dont elle est le théâtre, pour si simples qu'ils paraissent au premier abord, sont toujours le produit de plusieurs agents. C'est ainsi que dans ces questions de sécrétions, de flux, de résorptions, si nous avons fait jouer à l'hydratation du sang un rôle capital, nous n'avons eu garde d'éliminer en fait l'action très-importante aussi du système nerveux. Par les nerfs glandulaires, encore peu connus, par les vaso-moteurs, par les nerfs trophiques, si toutefois ils existent, le système nerveux peut corriger et corrige en réalité souvent les effets purement mécaniques de l'augmentation ou de la diminution de l'eau du sang. Mais cette action nerveuse, dont nous sommes loin de nier l'importance, est un autre côté de la question que nous n'avions pas à traiter ici. Nous avons simplement voulu mettre en lumière un des agents de ces troubles sécrétoires, celui dont l'influence est la plus nette, et qui, peut-être pour ce motif, n'avait pas attiré l'attention jusqu'à ce jour.

On pourrait, d'autre part, nous reprocher d'avoir, dans tout ce travail, parlé exclusivement de l'eau du sang, et de n'avoir point accordé l'attention qu'elle mérite à l'énorme quantité d'eau qui existe dans le corps en dehors du liquide sanguin : eau interstitielle, eau de composition des divers tissus, etc. Mais la réponse est facile. Le sang étant le réservoir commun où viennent aboutir tous ces liquides, il est bien évident que les variations de l'eau du sang sont absolument connexes aux variations de toute cette masse d'eau du reste de l'économie ; ce que nous avons dit de l'eau du sang, doit s'entendre *latissimo sensu* de l'eau de tout l'organisme La clarté de la phrase nous a seule imposé cette sorte de restriction qui n'était point dans notre esprit.

CONCLUSIONS.

En résumé, nous avons cherché à mettre en lumière l'influence capitale qu'exerce sur toute l'histoire des résorptions l'état d'hydratation du sang. Le liquide nourricier essentiellement variable, à raison même de son rôle, dans sa composition chimique, ne varie cependant que dans de certaines limites au-dessus ou au-dessous desquelles commence l'état pathologique.

Pour ce qui est de l'eau en particulier, il ne faut pas oublier que ses variations sont rigoureusement réglées par la balance des entrées et des sorties. Toutes les fois que sous une influence quelconque, par une action physiologique, thérapeutique ou morbide, un flux se produit, il doit trouver une compensation soit dans une augmentation correspondante des entrées, soit dans une diminution des autres sorties.

De cette loi, découlent des conséquences de diverses natures :

Et d'abord des conséquences *physiologiques*. Nous ne nous en sommes pas occupé dans notre travail, mais on nous permettra de les rappeler ici pour compléter le tableau : c'est le grand fait de la suppléance des sécrétions, du balancement entre les divers émunctoires de l'économie.

Les conséquences *pathologiques*, nous les résumerons ainsi :

Quand un épanchement se forme, il y a toujours une diminution notable dans les sécrétions aqueuses ;

Quand un épanchement disparaît, il y a toujours ou une augmentation des sécrétions physiologiques, ou l'apparition d'un flux pathologique ;

Chez un individu soumis à des pertes aqueuses très-considérables et non compensées, il peut se montrer des frottements dans les séreuses, frottements dus non à un processus inflammatoire, mais à une sécheresse extrême des feuillets séreux.

Enfin au point de vue *thérapeutique* et réellement pratique nous ne pouvons que reproduire ici les conclusions que nous avons formulées à la fin du chapitre second :

Il ne faut user des spoliations artificielles que lorsqu'on veut agir sur de grands épanchements, et que le malade n'est pas dans un état général mauvais ;

Il ne faut employer la médication spoliatrice que contre les épanchements séreux, c'est-à-dire non inflammatoires, qu'ils aient ce caractère dès le principe, ou qu'ils soient devenus tels par l'évolution de la maladie ;

Il faut s'opposer dans la mesure du possible à ce que les malades soumis à ce traitement satisfassent leur soif ;

Il faut doser exactement les liquides excrétés afin de se rendre compte de l'effet de la médication.

Paris, A. Parent, imprimeur de la Faculté de Médecine, rue M.-le-Prince 11.